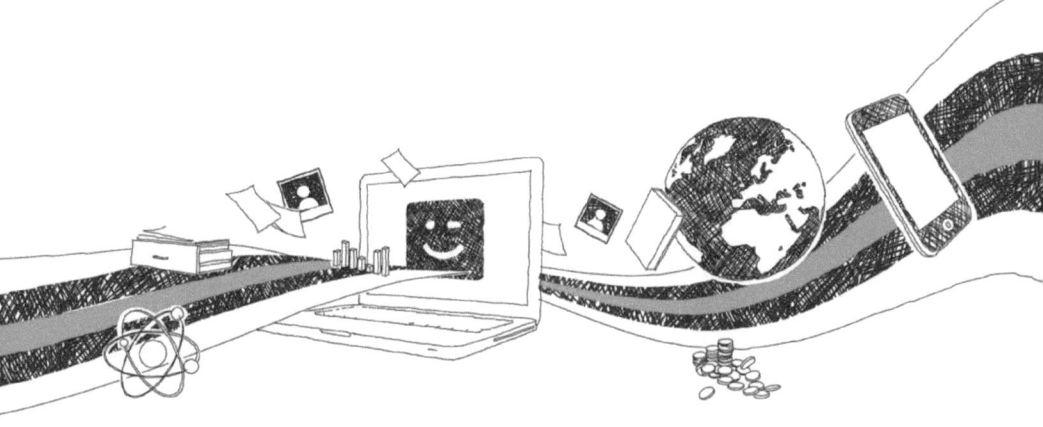
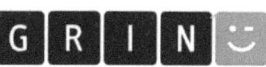

Yasmin Werner

# Gratifikationskrisen. Eine unterschätzte Gesundheitsgefahr für das Pflegepersonal an deutschen Krankenhäusern?

GRIN Verlag

**Bibliografische Information der Deutschen Nationalbibliothek:**

Die Deutsche Bibliothek verzeichnet diese Publikation in der Deutschen National-
bibliografie; detaillierte bibliografische Daten sind im Internet über http://dnb.d-
nb.de/ abrufbar.

**Impressum:**

Copyright © 2014 GRIN Verlag GmbH
Druck und Bindung: Books on Demand GmbH, Norderstedt Germany
ISBN: 978-3-656-69005-4

**Dieses Buch bei GRIN:**

http://www.grin.com/de/e-book/275836/gratifikationskrisen-eine-unterschaetzte-
gesundheitsgefahr-fuer-das-pflegepersonal

**GRIN - Your knowledge has value**

Der GRIN Verlag publiziert seit 1998 wissenschaftliche Arbeiten von Studenten, Hochschullehrrern und anderen Akademikern als eBook und gedrucktes Buch. Die Verlagswebsite www.grin.com ist die ideale Plattform zur Veröffentlichung von Hausarbeiten, Abschlussarbeiten, wissenschaftlichen Aufsätzen, Dissertationen und Fachbüchern.

**Besuchen Sie uns im Internet:**

http://www.grin.com/

http://www.facebook.com/grincom

http://www.twitter.com/grin_com

**Hamburger Fern-Hochschule**

Studiengang Pflegemanagement ( B.A.)

Stuttgart

Gratifikationskrisen – eine unterschätzte Gesundheitsgefahr für

das Pflegepersonal an deutschen Krankenhäusern?

Modul Gesundheit und Gesellschaft

Frühjahrssemester 2014

Von

**Yasmin Werner**

5. Studiensemester

**Stuttgart, den 10.02.2014**

## Abbildungsverzeichnis

# 1. Einleitung

## 1.1 Ausgangslage

Die Arbeit, im Sinne einer Erwerbstätigkeit, ist ein wesentlicher Bestandteil des menschlichen Daseins und spielt eine wichtige Rolle auf individueller und gesellschaftlicher Ebene. Wir verbringen einen Großteil unserer Zeit bei der Arbeit. Belastungen am Arbeitsplatz stellen folglich ein Gesundheitsrisiko dar und können deshalb als Determinanten für Gesundheit gesehen werden.

Im Gesundheitswesen zeigt sich aufgrund des steigenden Rationalisierungsdruckes und den Folgen der demographischen Entwicklung eine zunehmende Leistungsverdichtung. Der DAK Gesundheitsreport 2012 verzeichnet einen Höchststand an Krankmeldungen innerhalb der letzten 15 Jahre und fixiert alarmierende Zahlen für das Gesundheitswesen: Krankenstand 4,1% im Vergleich zum Durchschnitt aller Branchen mit 3,6%. trotz des in der Pflege typischen Präsentismus. (Vgl. DAK Gesundheitsreport 2012, S.7)

Neben den typischen Berufskrankheiten nimmt dabei vor allem die Zahl an psychischen Erkrankungen zu. Simon et al. (2005) verzeichnen alleine in deutschen Krankenhäusern, dass 36.4% des dort arbeitenden Pflegepersonals, typische Burnout Symptome aufweisen. Alleine in Deutschland arbeiten 1,21 Mio. Pflegekräfte davon rund 40% in Krankenhäusern (Vgl. Simon, M (2012),S.3+4)

Die möglichen Ursachen unterstehen einem breiten öffentlichen Diskurs und der Zusammenhang zwischen psychosozialen Arbeitsbelastungen und einem erhöhten Erkrankungsrisiko rückt zunehmend in den Fokus wissenschaftlicher Forschung. Das Wissen über die Entstehung von Krankheiten kann uns helfen präventiv vorzugehen, den Fokus auf die Gesunderhaltung zu legen, um den Krankenstand und die damit verbundenen wirtschaftlichen und individuellen Folgen, im Sinne der Nachhaltigkeit, zu verringern.

## 1.2. Fragestellung

Im Rahmen dieser Hausarbeit möchte ich der Frage nachgehen: Gratifikationskrisen – eine unterschätzte Gesundheitsgefahr für das Pflegepersonal an deutschen Krankenhäusern?

Ich versuche eine mögliche Erklärung für die Krankheitsentstehung des Pflegepersonals in deutschen Krankenhäusern nach dem Modell von Johann Siegrist zu geben, in dem ich herausarbeite, welche belastenden Faktoren am Arbeitsplatz der Pflege zu einer Gratifikationskrise führen und folglich Auswirkungen auf die Gesundheit haben und wie diese gemessen werden können.

## 1.3. Definitionen

### 1.3.1. Gesundheit

Was ist eigentlich Gesundheit? Zahlreiche, meist disziplinäre Definitionen versuchen sich dem Konstrukt zu nähern aber es existiert bis heute keine allgemeingültige, anerkannte Definition, welche dem Begriff Gesundheit mit seinen verschiedenen Facetten, gerecht wird. Oft wird in der Literatur Gesundheit nur unreflektiert als Fehlen von Krankheit definiert. Im Hinblick auf den zunehmenden Fokus auf Prävention und Gesundheitsförderung am Arbeitsplatz möchte ich mich nachfolgend auf die vielschichtige Definition nach Hurrelmann stützen, welche in Anlehnung an die Definition der WHO Gesundheit als: „Zustand des objektiven und subjektiven Befindens einer Person (betitelt), der gegeben ist, wenn diese Person sich in den physischen, psychischen und sozialen Bereichen ihrer Entwicklung im Einklang mit den eigenen Möglichkeiten und Zielvorstellungen und den jeweils gegebenen äußeren Lebensbedingungen befindet." (Hurrelmann 1994, S.16-17)

### 1.3.2. Distress

Um das Modell der beruflichen Gratifikationskrise verstehen zu können, ist es notwendig nachfolgende Definitionsgrundlage zu kennen. Chronischer Distress in der Arbeitswelt kann als ein ursächlicher Faktor zur Krankheitsentstehung gesehen werden. Im Vergleich zum gesunden Eustress versteht man unter diesem Begriff in Anlehnung und Abgrenzung zu Selye (Vgl. Selye, H. (1973), S. 692-699) nach Siegrist „Stressoren, die als Bedrohung bzw. Herausforderung mit ungewissem Erfolg bewertet werden, begrenzt kontrollierbar, folglich schwer zu bewältigen sind und physiologische Aktivierungszustände provozieren." ( Siegrist, J. (1996), S. 36ff )

## 1.3.3. Gratifikationskrise

Ausgehend von der Definition des Distresses wird der Begriff der beruflichen Gratifikationskrise im gleichnamigen Modell von Johann Siegrist geprägt und impliziert die weit verbreitete Form niedriger beruflicher Statuskontrolle, welche durch ein Missverhältnis zwischen hoher erbrachter Arbeitsleistung und vergleichsweise niedriger erhaltener Belohnung vorliegt. (Vgl. Siegrist, J. (1996), S. 97) Folglich basiert es auf dem Prinzip der Reziprozität, welches fokussiert auf den Arbeitsvertrag, einen fairen gegenseitigen Austausch von Pflichten und Rechten fordert.

## 2. Darstellung der Ergebnisse

### 2.1. Das Modell beruflicher Gratifikationskrisen von J. Siegrist

Das Modell beruflicher Gratifikationskrisen, in der einschlägigen Literatur besser bekannt unter dem englischen Titel „ effort- reward imbalance model" basiert auf soziologischen Theorien und misst psychosoziale Belastungen am Arbeitsplatz mit Hilfe eines Fragebogens zur Selbsteinschätzung. Dieses Analyseinstrument besteht in der Langversion aus insgesamt 22 Fragen, basierend auf drei Skalen, die anhand von Items nach dem Likert Verfahren beantwortet werden müssen. Sechs Fragen beziehen sich dabei auf die Skala Verausgabung, also die wahrgenommenen Anforderungen und weitere zehn Fragen werden gestellt um die erfahrene Belohnung anhand von drei Subskalen zu erfragen. Das fehlende Gleichgewicht wird in Form eines Verausgabung-Belohnungs-Quotienten dargestellt. In der dritten Skala wird zudem noch die berufliche Verausgabungsneigung anhand von sechs Fragen gemessen. Sie steht für die „psychischen Muster der Bewertung und Bewältigung von Anforderungen und Belohnungen." (Siegrist, J. (2010)

S.14) Der ausführliche Fragebogen kann im Anhang auf S. 25-26 betrachtet werden.

Der Begründer dieses Modells Johann Siegrist ist ein Schweizer Medizinsoziologe, der im Bereich Public Health, durch zahlreiche Publikationen bekannt ist. Der Nutzen und wissenschaftliche Anspruch für dieses Modell wurde in zahlreichen internationalen Studien belegt und der Fragebogen wurde auf die Erfüllung der psychometrischen Kriterien getestet. (Vgl. Siegrist & Rödel (2004) S.31-32)

Basierend auf einer 12 jährigen Forschungsarbeit im Rahmen der Fragestellung, welche Auswirkungen soziale Krisen auf die menschliche Gesundheit hat, wurde das Modell 1996 entwickelt und in der ursprünglichen Ausrichtung zunächst nur auf Herz-Kreislauf-Risiken empirisch überprüft. Inzwischen gibt es zahlreiche Studien, welche den prädikativen Nutzen des Modells auch in Zusammenhang mit psychiatrischen Erkrankungen u.a. Burnout und Depressionen, belegen. Eine Auswahl der Studien und Ergebnisse findet man unter http://www.uniklinik-duesseldorf.de/unternehmen/institute/institut-fuer-medizinische-soziologie/forschung-research/the-eri-model-stress-and-health/

Abbildung 1: Das Modell beruflicher Gratifikationskrisen

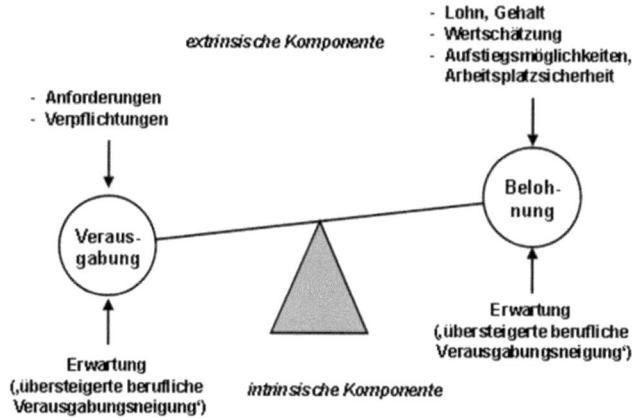

Quelle: Dissertation Ying He (2005)

Komprimiert lässt sich das Modell wie folgt beschreiben: Der Teilkomponente „(hohe)Verausgabung" auf der einen Seite, steht das Teilelement „(niedrige) Belohnung" gegenüber, welches sich aus den drei Transmittersystemen Einkommen, Anerkennung/Unterstützung und Statuskontrolle für berufliche Gratifikationen, zusammensetzt. Alle diese Faktoren führen bei hoher Verausgabung ohne ausgleichende Belohnung zu chronifizierten beruflichen Gratifikationskrisen mit hohem Distress-Gehalt, welche bei hoher Intensität und einer lang anhaltenden Zeitspanne (Expositionszeit), Auswirkungen auf die Gesundheit haben.

Eine hohe Verausgabung kann wiederum zurückgeführt werden auf zwei Teilbereiche. Auf der einen Seite spielen Anforderungen und Verpflichtungen eine Rolle, welche arbeitsplatzspezifisch sind und von außen vorgegeben werden. Sie werden zusammengefasst unter dem Oberbegriff der extrinsischen Verausgabung. Zum anderen werden die persönlichen, kritischen Bewältigungskomponenten, wie z.B. nicht bewusste Leistungsbereitschaft, übersteigerte berufliche Kontroll-bestrebungen unter dem konträren Begriff der intrinsischen Verausgabung integriert. Das Konstrukt „berufliche Kontrollbestrebungen" umfasst nach Siegrist u.a. Merkmale, wie das Bedürfnis nach Anerkennung, Angst vor Misserfolg, eine hohe Identifikationsbereitschaft mit dem Beruf sowie eine fehlende Distanz gegenüber gestellten Anforderungen. Sowohl die intrinsische, wie auch die extrinsische Komponente haben wiederum Einfluss auf das Teilelement Belohnung.

Je nach Konstellation der beeinflussenden Faktoren verhält sich das Gesamtkonstrukt. Es entsteht ein Ungleichgewicht und das anzustrebende Prinzip der Reziprozität kann nicht mehr greifen. Durch die unwillkürliche Zuwiderhandlung dieser Norm, wird eine Bedrohung der Kontrolle über den eigenen sozialen Status wahrgenommen, welcher als Basis für Stressreaktionen gesehen werden kann.

Zusammenfassend lässt sich daraus ableiten, dass Beschäftigte welche kontinuierlich einer hohen Verausgabung, bei gleichzeitig niedriger Belohnung ausgesetzt sind, eine erhöhte Gesundheitsgefährdung aufweisen. Verschärft wird dieser Zustand noch bei Individuen, welche eine erhöhte intrinsische Verausgabungsneigung (berufliche Kontrollbestrebungen) in sich tragen. (Vgl. Siegrist (1996), S.97ff) Anhand nachfolgender Abbildung zeigen sich die realen Auswirkungen der Gratifikationskrise wie folgt:

Abbildung 2: Herzinfarkt und psychosoziale Risikofaktoren

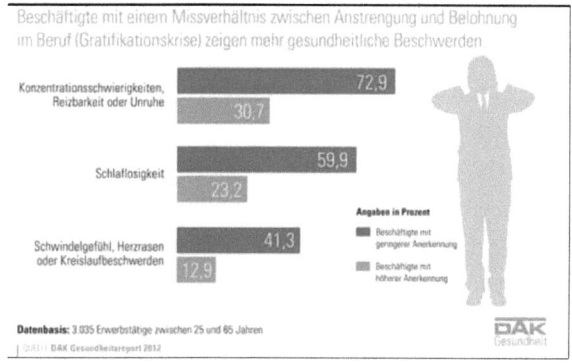

Quelle: DAK Gesundheitsreport 2012

## 2.2. Anwendung des Modells auf Gesundheits- und Krankenpfleger in deutschen Krankenhäusern

Abbildung 3: Berufliche Gratifikationskrisen und Bereitschaft, den Pflegeberuf aufzugeben

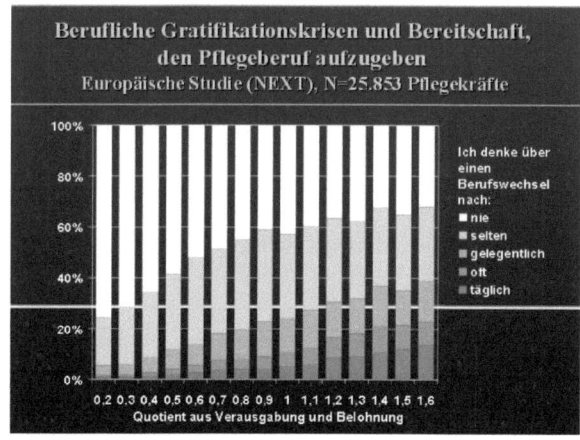

Quelle: Siegrist, J. ( 2010) in Anlehnung an NEXT Studie

Über 18% des Pflegepersonals in deutschen Krankenhäusern erwägen mehrfach im Monat einen Berufsausstieg anzustreben (Hasselhorn, H.-M. et al. (2005), S.5). Mögliche Gründe hierfür lassen sich in Anlehnung an Siegrist folgendermaßen aufschlüsseln:

## 2.2.1 Extrinsische Komponenten

### 2.2.1.1 Verausgabung

Seit Einführung der DRGs 2003 in deutschen Krankenhäusern kristallisiert sich eine, durch Rationalisierung bedingte Leistungsverdichtung heraus, welche einhergeht mit einer kürzeren Verweildauer der Patienten und steigenden Fallzahlen, bei gleichzeitigem Stellenabbau in der Pflege. Daraus resultiert ein Anstieg der Pflegekraft-Patienten-Relation. (Vgl. Isfort, M. et al. (2010), S.5)

Der wirtschaftliche Kostendruck führt also zu einer Arbeitsverdichtung für die Pflegekräfte. Diese zusätzliche Beanspruchung des Personals mündet in hohe Krankenstände und Fluktuationsraten, welche sich wiederum infolge von Personalengpässen negativ auf die Pflegekräfte auswirken und die Problematik noch verschärft. (Vgl. Kunze, (2011), S.596)

Neben der Ökonomisierung in deutschen Krankenhäusern spielen auch die Folgen des demographischen Wandels eine wesentliche Rolle im Hinblick auf die Arbeitsverdichtung für das Pflegepersonal. Bedingt durch die steigende Anzahl von Pflegebedürftigen und der Tatsache, dass die Patienten oft multimorbide sind und eine demenzielle Erkrankung aufweisen, ist die Betreuung aufwändiger, zeitintensiver und erfordert ein hohes Maß an qualifiziertem Personal.

Bis 2020 wird der Anteil der Pflegebedürftigen mit intensivem Pflegebedarf gegenüber 2005 um ca. ein Drittel steigen (Vgl. Statistisches Bundesamt 2008, S.5ff; 27)

Zugleich werden auch die Beschäftigten immer älter und es fehlt an jungen Nachwuchskräften in der Pflege. Die Ursachen hierfür sind vielschichtig. Ein primärer Grund ist sicherlich die ungünstige Arbeitszeit. Schichtdienst, Arbeit am Wochenende, Bereitschaftsdienst und vor allem Nachtarbeit ist anstrengend und geht mit einer erschwerten

Erholungsfähigkeit und einer Einschränkung der Work-Life-Balance einher. (Vgl. Hallström (2004), S.14)

Zudem wird in der Krankenpflege ein Hohes Maß an Flexibilität verlangt. Überstunden und „Einspringen aus dem Frei" zum Ausgleich von Personalengpässen sind in der Praxis leider keine Seltenheit. Eine Befragung von Pflegekräften durch das Deutsche Institut für angewandte Pflegeforschung e.V. ergab, dass nur 5,6% der Befragten keine Überstunden im Zeitraum der letzten sechs Monate geleistet haben. (Vgl.www.dip.de: Pflege-Thermometer 2009, S.53)

Die tägliche Pflegepraxis ist geprägt von ineffizienten Arbeitsabläufen bedingt durch zahlreiche Unterbrechungen und Änderungen im Tagesablauf, infolge von akuten Notfällen, ungeplanten Aufnahmen, Telefonaten, Verlegungen und der interdisziplinaren Schnittstellenkoordination ( z.B. Untersuchungen, Physiotherapie). Diese, organisatorisch bedingte, fehlende Gestaltungsfreiheit der Arbeitsabläufe und fehlende Kontrolle wird von 28% der Befragten Pflegekräfte im DAK Gesundheitsreport als sehr belastend empfunden und gipfelt in einem permanenten Zeitdruck. (Grabbe, Y.et al: DAK-BW-Gesundheitsreport 2005, S.14) Hinzu kommt noch die Tatsache, dass es aufgrund von Anliegen der Patienten und oben genannter Problematik nicht möglich ist, die vorgesehenen Pausen ohne Unterbrechungen einhalten zu können.

Neben den organisatorischen Komponenten, welche zu einer erhöhten Verausgabung auf extrinsischer Seite führen sind auch die erschwerenden Umgebungsbedingungen zu nennen. Im Krankenhausalltag herrscht eine dauernde Unruhe, ein permanent erhöhter Geräuschpegel, es besteht eine erhöhte Infektionsgefahr und die Pflege ist ergonomischen (fehlende Arbeitsmittel), biologischen und chemischen Gefahren (Desinfektionsmittel, Zytostatika) ausgesetzt. Hinzu kommen physische Belastungen, die sich aus dem Heben und Mobilisieren von Patienten sowie dem schieben von Patientenbetten ergeben und häufig zu dauerhaften Rückenbeschwerden führen. Je nach Studie schwanken die Angaben zwischen 40 und 76 % aller Pflegekräfte, die unter Rückenschmerzen leiden.

## 2.2.1.2 Belohnung

Der Beruf der Gesundheits-und Krankenpflege ist in Deutschland ein dreijähriger Ausbildungsberuf und somit in der mehrstufigen, strengen Hierarchie eines Krankenhauses eher sehr weit unten, in der Ausführungsebene, angesiedelt. Die direkten Vorgesetzten sind auf operativer Ebene die jeweiligen Stations- oder Bereichsleitungen, denen wiederum die Pflegedienstleitung bzw. Pflegedirektion strategisch übergeordnet sind. Zudem ist in Bezug auf medizinische Belange noch der verantwortliche Stationsarzt weisungsbefugt. Trotz voranschreitender Professionalisierung wird die Pflege noch gern als „Mädchen für alles" gesehen und kompensiert Versäumnisse aller beteiligten Berufsgruppen, zum Wohle des Patienten.

Aus den strukturellen Bedingungen resultiert eine geringe Einbeziehung der Pflegekräfte in Planungs- und Entscheidungsprozesse. Dem könnte man entgegen wirken in dem das Pflegepersonal sich in einer Form von partizipativer Führung miteinbringen und seinen Arbeitsplatz proaktiv mitgestalten könnte. (Vgl. Froböse, I. et al ( 2010), S.6) Die Pflegekraft würde so zumindest einen Teil der gewünschten Wertschätzung erfahren und durch eigenverantwortliches Handeln die Arbeitszufriedenheit steigern, sowie die bestehende Informationsasymmetrie reduzieren.

Das Verhältnis von geleisteter Arbeit und dafür entrichtetem Gehalt empfinden die meisten Pflegepersonen nicht als Belohnung. In einer Befragung von Isfort et al (2010) gaben 46,5% der Pflegekräfte an, die Bezahlung für Ihre Tätigkeit, als nicht angemessen zu halten.

Auch auf gesellschaftlicher Ebene erfahren die Pflegekräfte nur wenig Anerkennung. In einer Meinungsumfrage des Dbfk schätzten 66,5% der befragten Pflegekräfte das Image der Pflege in deutschen Krankenhäusern als sehr schlecht ein. (Tackenberg, P. et al.:DBfK-Meinungsumfrage 2008/09), S. 19) Eine weitaus höhere berufliche Wertschätzung hingegen erfahren Pflegekräften in den Ländern in dem die Pflege bereits akademisiert ist z.B. in der Schweiz oder in Schweden. Wünschenswert wäre eine Förderung der Wertschätzung der professionellen Pflegearbeit durch einen offenen, gesellschaftlichen

Diskurs, angeregt durch die Medien und die Politik. Dem Pflegeberuf wird zwar grundsätzlich eine wichtige und zukunftsorientierte Bedeutung zugemessen, aber es besteht für den Nachwuchs nur wenig Anreiz den Beruf zu ergreifen. Stattdessen werden in höherem Maße die niedrige Einkommenschance, die fehlende Aufstiegschancen, die schwierigen Rahmenbedingungen sowie die Belastungen thematisiert.

## 2.2.2. Intrinsische Komponenten

### 2.2.2.1 Verausgabung

Das berufliche Selbstverständnis der Pflegekräfte ist geprägt durch eine hohe intrinsische Motivation in Bezug auf die Realisierung einer patientenorientierten, fürsorglichen und ganzheitlichen Pflege, welche durch persönliche Ideale und Wertvorstellungen, geleitet werden. Im Hinblick auf die geschichtliche Entwicklung des Pflegeberufes zeigt sich, dass die Pflege noch vermehrt als Berufung verstanden wird. Die daraus resultierende, selbstgestellte Anspruchshaltung bildet eine Diskrepanz zwischen Pflegeanspruch und Wirklichkeit. Das Gefühl, infolge von Zeitdruck, nicht allen Patienten gerecht werden zu können (Misserfolg) wird als außerordentliche Belastung angesehen (Vgl. Schlüter, G. (1992), S.97) und häufig durch Mehrarbeit kompensiert.

Während sich im beruflichen Selbstverständnis der Pflege nur langsam ein Umdenken, hin zu einer Profession vollzieht, ist das Selbstverständnis der Patienten im Wandel. Der Paradigmenwechsel impliziert eine Ausrichtung der Dienstleistungsqualität auf die Bedürfnisse des Patienten als Kunden, welche nicht mehr in passiver Rolle agieren sondern mitbestimmt und mündig Ansprüche stellen sowie in Prozesse einbezogen werden wollen. (Vgl. Heilige,B.;Stemmer,R.(2005), S.177) Der daraus resultierende Druck, die Angst vor Fehlern aufgrund von Zeitmangel und der Wunsch die Patientenbedürfnisse zu erfüllen, stellt eine enorme Herausforderung für die Pflege dar und führt zu einer erhöhten Verausgabungsneigung.

Hinzu kommt, dass das Pflegepersonal hohen emotionalen Anforderungen ausgesetzt ist, welche aus den sozialen Beziehungen mit Patienten und Angehörigen resultieren. Beispielhaft ist dafür der Umgang mit Leid, Tod und aggressiven Patienten zu nennen. Die empathische Haltung führt häufig zu einem Missverhältnis von Nähe und Distanz und mündet in einem emotionalen Ungleichgewicht. Die Erlebnisse können nicht einfach mit verlassen des Arbeitsplatzes abgeschüttelt werden, sondern müssen in einem individuellen Prozess verarbeitet werden. Der Umgang mit dem Tod wurde bei der Befragung der Next Studie dabei als häufigstes genannt. Die nachfolgende Graphik zeigt die Belastung durch Konfrontation mit Tod, Leiden und Krankheit nach Fachbereichen auf.

Abbildung 4: Belastungen durch Konfrontation mit Tod, Krankheit und Leiden nach Fachbereichen

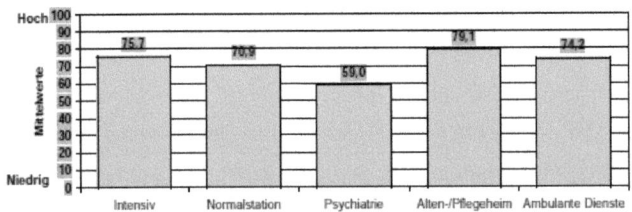

Quelle: www.next.uni-wuppertal.de

Solche emotionale Belastungen erfolgen ohne einen Ausgleich durch Anerkennung und bringen das berufliche Selbstverständnis ins wanken.

2.2.2.2 Belohnung

Die im vorherigen Abschnitt bereits erwähnte hohe Identifikation mit dem Beruf, kann auch als Belohnung verstanden werden. In einer empirischen Befragung von Buxel, H. gaben 80% der befragten Pflegekräfte an, sich mit ihrem Beruf zu identifizieren und die Arbeit gerne zu machen, jedoch würde nur ein Drittel der Befragten die Berufswahl weiterempfehlen. (Buxel, H, (2011), S.5.) Dieses paradoxe Verhalten kann erklärt werden durch die strukturellen Rahmenbedingungen, bzw. der extrinsischen Verausgabungskomponenten. Wenn sich jedoch der Wunsch nach Patientenzufriedenheit erfüllt und das Pflegepersonal Dankbarkeit erfährt, sich die individuellen Ziele also erfüllen, geht diese Tatsache einher mit einem großen Motivationsschub und der ursprünglichen Intension bei der Berufswahl, wird Rechnung getragen.

„Die sozialen Beziehungen zu Kollegen und Vorgesetzten zählen ebenso wie der Handlungsspielraum und die Lern-und Entwicklungsmöglichkeiten zu den Ressourcen der Pflegetätigkeit." (Kunze, D. (2011), S.602) Eine Arbeitsgestaltung, welche geprägt ist durch einen kooperativen Führungsstil, Kommunikation und Rückendeckung tragen maßgeblich zu einem gesund erhaltenden Arbeitsklima bei. ( Vgl. Wienenmann, E. (2008), S. 238 ff.) und können als intrinsische Belohnung gesehen werden.

## 3. Disskussion

### 3.1. Zusammenfassung der Ergebnisse und Fazit

Die Aufschlüsselung der Belastungen und Ressourcen, anhand der einzelnen Komponenten des Modells der beruflichen Gratifikationskrise in der Gesundheits- und Krankenpflege, zeigt ein deutliches Ungleichgewicht zwischen der erhöhten Verausgabung und der vergleichsweise niedrigen Belohnung. Aus den vorliegenden Ergebnissen lässt sich daher eine erhöhte Neigung zu einer Gratifikationskrise ableiten, welche noch durch die ausgeprägte berufliche Kontrollbestrebung des Pflegepersonals verstärkt wird.

Das Modell zeigt deshalb einen ersten Ansatzpunkt für eine mögliche Erklärung des erhöhten Krankenstandes des Pflegepersonals auf, kann aber natürlich die Komplexität der Entstehung bei weitem nicht erfassen und begreifbar machen. Dass ein kausaler Zusammenhang zwischen Arbeit und Gesundheit besteht wird durch die wissenschaftliche Evidenz und Anwendung des Modells in zahlreichen Studien belegt. Je nach individueller Disposition und Kontext des Arbeitsumfeldes zeigt sich der dargelegte Sachverhalt mehr oder weniger ausgeprägt. Das Modell der Gratifikationskrise stellt die Basis für nachfolgende Maßnahmen zum Abbau von Distress in der Arbeitswelt dar und ist bezugnehmend zur Fragestellung der Hausarbeit, sicherlich eine unterschätzte Gesundheitsgefahr für das Pflegepersonal.

Jedoch können einige der aufgeführten Belastungen auch als Ressource bzw. Belohnung gesehen werden. Eine hohe Verantwortung z.B. führt sicherlich bei vielen Arbeitnehmern zu einem verstärkten Leistungsdruck, andere wiederum sehen darin eine Chance und ein Zugeständnis für vorhandene Kompetenzen. Mithilfe des Fragebogens lassen sich die subjektiven Empfindungen ermitteln. Die jeweilige Zuordnung sollte folglich individuell angepasst, reflektiert und eruiert werden.

Um langfristig einen gesunderhaltenden Arbeitsplatz zu schaffen sollte dieses Ungleichgewicht durch Gesundheitsfördernde Maßnahmen ausgeglichen werden. Diese ergeben sich, abgeleitet nach dem beschriebenen Modell auf personeller, interpersoneller und struktureller Ebene und implizieren dementsprechend zielorientierte Vorkehrungen zur nachhaltigen Reduktion von Fehlbelastungen und Steigerung der Anerkennung für die erbrachte Arbeit, auf organisationaler Ebene.

Auf Basis der zugrunde gelegten Definition von Gesundheit ist es notwendig die Belastungen, welche zu einer erhöhten Verausgabung führen, zu reduzieren und Handlungsmöglichkeiten aufzuzeigen um die Pflege, trotz negativem Image, fehlender Partizipation und mangelndem Entscheidungsspielraum zu ermutigen.

Als abschließendes Fazit lässt sich festhalten, dass die Pflege gepflegt werden sollte um den kommenden Herausforderungen, welche sich durch den demografischen Wandel, den technischen und medizinischen Fortschritt, der Zunahme multimorbider Patienten sowie der zunehmenden Ökonomisierung der Krankenhäuser ergeben, gestärkt entgegentreten zu können.

## 3.2. Reflexion des eigenen Vorgehens

Rückblickend auf die Hausarbeit lässt sich feststellen, dass es nur sehr schwer möglich war, aufgrund der Komplexität des vorliegenden Themas, die Aspekte auf die Gesundheits- und Krankenpflege herunter zu brechen. Die Zuordnung der Belastungen und Ressourcen zu den Komponenten des Modells kann je nach individueller Perspektive unterschiedlich erfolgen und ist somit nur eine mögliche Lösung. Im Rahmen der Recherche und auch während dem Schreiben bin ich fortwährend auf weitere Aspekte gestoßen, denen ich aber aufgrund der formalen Vorgaben keine weitere Beachtung mehr schenken konnte. Anknüpfend an die bisherigen Erkenntnisse, wäre es spannend, ferner ein Vergleich zu anderen Pflegesektoren z.B. der ambulanten Pflege zu ziehen oder einen internationalen Blickwinkel einzunehmen und deren Schwerpunkte, der deutschen Krankenpflege gegenüber zu stellen.

Es ist mir anfänglich sehr schwer gefallen eine strukturierte Gliederung aufzustellen und eine Fragestellung zu finden, die meiner Intension des Inhaltes gerecht wird. Trotz ausgiebiger Literatursuche zu Beginn, war ich auf weitere Recherche während dem eigentlichem Schreiben angewiesen, weshalb ich des öfteren den Roten Faden gedanklich verloren habe und mich erneut auf das Eigentliche besinnen musste. Dieser Umstand wiederum wirkte sich maßgeblich auf den Faktor Zeit aus und ich musste feststellen, dass ich durch derartige Abschweifungen, meine ursprünglich gesteckten Ziele, bezogen auf die Fristigkeit, nicht einhalten konnte.

Mein persönliches Fazit besteht deshalb in der Übereinkunft, bei nachfolgenden Arbeiten, der Literaturrecherche vorab und dem erstellen einer Feingliederung eine wesentlich größere Beachtung zu schenken, um mir selbst ein strukturierteres, zielorientierteres und effizienteres Vorgehen zu ermöglichen.

## Literatur- und Quellenverzeichnis

Buxel, H. (2011): Jobwahlverhalten, Motivation und Arbeitsplatzzufriedenheit von Pflegepersonal und Auszubildenden in Pflegeberufen: Ergebnisse dreier empirischer Untersuchungen und Implikationen für das Personalmanagement und –marketing von Krankenhäusern und Altenpflegeeinrichtungen, Münster 2011.Online verfügbar unter: https://www.fh-muenster.de/fb8/ downloads/buxel/2011_Studie_Zufriedenheit_Pflegepersonal.pdf, Zugriff am 12.01.2014

Froböse, Ingo et al. Hrsg. Bundesministerium für Gesundheit, Referat Öffentlichkeitsarbeit (2010): Unternehmen unternehmen Gesundheit, Betriebliche Gesundheitsförderung in kleinen und mittleren Unternehmen. Online verfügbar unter http://www.bmg.bund.de/fileadmin/redaktion/ pdf_broschueren/ Betriebliche-Gesundheitsfoerderung- Broschuere.pdf, Zugriff: 17.01.2013

Grabbe, Y. et al. Hrsg. IGES Institut für Gesundheits-und Sozialforschung GmbH, Berufsgenossenschaft für Gesundheitsdienst und Wohlfahrtspflege, Zentrale Präventionsdienste, Bereich Gesundheits-und Mobilitätsmanagement und DAK Zentrale, Geschäftsbereich Produktmanagement, Team Prävention/ Betriebliche Gesundheitsförderung (2005):DAK–BGW- Gesundheitsreport 2005 - Stationäre Krankenpflege. Online verfügbar unter http://www.mh-hannover.de/fileadmin/organisation/gesundheitsfoerderung/downloads/BG W-DAK__Gesundheitsreport__2005_property_pdf Download.pdf, Zugriff am 15.04.2013

Hallström, Ingrid, (2004): Präventionsprojekt der Allgemeinen Unfallversicherungsanstalt: Pflegefit, sichere Arbeit, 3.

Hasselhorn H.-M. et al. Hrgs. Schriftenreihe der Bundesanstalt für Arbeitsschutz und Arbeitsmedizin, Ü15 (2005):Berufsausstieg beim Pflegepersonal, Arbeitsbedingungen und beabsichtigter Berufsausstieg bei Pflegepersonals in Deutschland und Europa. Dortmund/Berlin/Dresden 2005

Heilige, B; Stemmer, R (2005): Klinische Behandlungspfade- Ein Weg zur Integration standardisierter Behandlungsplanung und Patientenorientierung? Pflege 2005, 18.

Hurrelmann, Klaus (1994): Sozialisation und Gesundheit. Juventa Verlag, Weinheim und München 1994, 3. Auflage.

IGES Institut GmbH Hrsg. DAK Forschung, Martin Kordt ( 2012): DAK Gesundheitsreport 2012.Online verfügbar unter http://www.dak.de/dak/download/Vollstaendiger_bundesweiter_Gesundhei tsreport_2012-1319292.pdf, Zugriff am 27.11.2013

Isfort, M. et al. Hrsg.: Deutsches Institut für angewandte Pflegeforschung e.V. (dip) (2010): Pflege-Thermometer 2009 - Eine bundesweite Befragung von Pflegekräften zur Situation der Pflege und Patientenversorgung im Krankenhaus, Köln. Online verfügbar unter http://www.dip.de, Zugriff 03.01.2013

Kunze, Daniela in Bamberg, Eva et al. (2011): Gesundheitsförderung und Gesundheitsmanagement in der Arbeitswelt – Betriebliche Gesundheitsförderung in der Alten und Krankenpflege. Hogrefe Verlag, Göttingen 2011

Schlüter, Gabriele (1992): Berufliche Belastungen der Krankenpflege - Eine empirische Untersuchung. Bibliomed, Melsungen 1992

Selye, H. (1973): The evolution of the stress concept, American Scientist, 61

Siegrist, J. (1996): Soziale Krisen und Gesundheit in Gesundheitspsychologie, Band 5. Hogrefe Verlag, Göttingen 1996

Siegrist, J.; Rödel, A. (2004): Schriftenreihe der Bundesanstalt für Arbeitsschutz und Arbeitsmedizin, Tagungsbericht Tb 138 Arbeitsbedingtheit depressiver Störungen - zur Bedeutung arbeitsbedingter Faktoren für das Auftreten depressiver Störungen, Workshop vom 01.07.2004: Chronischer Disstress im Erwerbsleben und depressive Störungen - epidemiologische und psychobiologische Erkenntnisse und ihre Bedeutung für die Prävention. Berlin, Wirtschaftsverlag NW; Verlag für neue Wissenschaften GmbH. Online verfügbar unter http://www.baua.de/cae/servlet/contentblob/697140/publicationFile/46901/ Tb138.pdf, Zugriff 21.01.2014

Siegrist, J. (2010): Stress und Burnout in der Krankenhauspflege, Gemeinsame Tagesveranstaltung „Gesund pflegen" – gesund arbeiten im Krankenhaus, Köln 2010. Online verfügbar unter http://www.bgfinstitut.de/ uploads/media/Siegrist_Stress_und_Burnout_in_der_Krankenhauspflege_ 21-01-2010.pdf, Zugriff am 21.01.2014

Siegrist, J. (2012): Effort-reward imbalance-Long version. Online verfügbar unter http://www.uniklinik-duesseldorf.de/ fileadmin/Datenpool/einrichtungen/institut_fuer_medizinische_soziologie_i d54/ERI/Questionnaires/German/D_ERI_LONG_NOV2012.pdf, Zugriff am 27.01.2014

Siegrist, J. (2012): Overcommitment. Online verfügbar unter http://www.uniklinik-duesseldorf.de/fileadmin/Datenpool/einrichtungen/ institut_fuer_medizinische_soziologie_id54/ERI/Questionnaires/German/D _OC_NOV2012.pdf, Zugriff am 27.01.2014

Simon, M. et al ( 2005): Auswertung der ersten Befragung der NEXT-Studie in Deutschland. Universität Wuppertal. Online verfügbar unter http:// www.next.uni-wuppertal.de , Zugriff 06.08.2013

Simon, M (2012): Beschäftigte und Beschäftigungsstrukturen in Pflegeberufen - eine Analyse der Jahre 1999 bis 2009, Studie für den deutschen Pflegerat. Hannover 2012. Online verfügbar unter: http://f5.hs-hannover.de/fileadmin/media/doc/f5/personen/simon_michael/Simon__20 12__Studie_zur_Beschaeftigung_in_Pflegeberufen.pdf, Zugriff am 27.01.2014

Statistisches Bundesamt (2008): Demografischer Wandel in Deutschland, Heft 2 - Auswirkungen auf Krankenhausbehandlungen und Pflegebedürftige im Bund und in den Ländern. Wiesbaden

Tackenberg, P. et al. (2009); Hrsg. Deutscher Bundesverband für Pflegeberufe (2009): Wie sieht es im Pflegealltag wirklich aus? - Fakten zum Pflegekollaps, Ausgewählte Ergebnisse der DBfK-Meinungsumfrage 2008/09. Online verfügbar unter http://www.dbfk.de/download/download/Abschlussbericht-Wie-sieht-es-im-Pflegealltag-wirklich-aus___.pdf, Zugriff am 14.01.2014

Wienemann, E. ( 2008): Betriebliches Gesundheitsmanagement und die Rolle der Führungskraft. In:Lauterbach, M.: Gesundheitscoaching – Strategien und Methoden für Fitness und Lebensbalance im Beruf. Carl-Auer-Verlag, Heidelberg 2008

Ying He (2005): Dissertation zur Erlangung des Grades eines Doktors der Medizin/Zahnmedizin/Gesundheitswissenschaften und Sozialmedizin - Prävalenz depressiver Störungen in der Erwerbsbevölkerung und Zusammenhang mit psychosozialen Arbeitsbelastungen. Düsseldorf 2005, Online verfügbar unter http://docserv.uniduesseldorf.de/ servlets/DocumentServlet?id=3100,Zugriff am 20.12.2013

**Anlagenverzeichnis**

Anlage 1: Fragebogen zur Erfassung der wahrgenommenen Verausgabung und Belohnung

ERI-L 16 Items. Version 22.11.2012 © J. Siegrist, University of Duesseldorf

Die nachfolgenden Fragen beziehen sich auf Ihren derzeitigen Beruf. Bitte geben Sie für jede der Fragen an, ob Sie voll zustimmen, zustimmen, nicht zustimmen oder gar nicht zustimmen.

| | | stimme gar nicht zu | stimme nicht zu | stimme zu | stimme voll zu |
|---|---|---|---|---|---|
| ERI1 | Aufgrund des hohen Arbeitsaufkommens besteht häufig großer Zeitdruck. | ☐ | ☐ | ☐ | ☐ |
| ERI2 | Bei meiner Arbeit werde ich häufig unterbrochen und gestört. | ☐ | ☐ | ☐ | ☐ |
| ERI3 | Bei meiner Arbeit habe ich viel Verantwortung zu tragen. | ☐ | ☐ | ☐ | ☐ |
| ERI4 | Ich bin häufig gezwungen, Überstunden zu machen. | ☐ | ☐ | ☐ | ☐ |
| ERI5 | Meine Arbeit ist körperlich anstrengend. | ☐ | ☐ | ☐ | ☐ |
| ERI6 | Im Laufe der letzten Jahre ist meine Arbeit immer mehr geworden. | ☐ | ☐ | ☐ | ☐ |
| ERI7 | Ich erhalte von meinem Vorgesetzten bzw. einer entsprechenden wichtigen Person die Anerkennung, die ich verdiene. | ☐ | ☐ | ☐ | ☐ |
| ERI8 | Ich erhalte in schwierigen Situationen angemessene Unterstützung. | ☐ | ☐ | ☐ | ☐ |
| ERI9 | Ich werde bei meiner Arbeit ungerecht behandelt. | ☐ | ☐ | ☐ | ☐ |
| ERI10 | Die Aufstiegschancen in meinem Bereich sind schlecht. | ☐ | ☐ | ☐ | ☐ |
| ERI11 | Ich erfahre - oder erwarte - eine Verschlechterung meiner Arbeitssituation. | ☐ | ☐ | ☐ | ☐ |
| ERI12 | Mein eigener Arbeitsplatz ist gefährdet. | ☐ | ☐ | ☐ | ☐ |
| ERI13 | Wenn ich an meine Ausbildung denke, halte ich meine berufliche Stellung für angemessen. | ☐ | ☐ | ☐ | ☐ |
| ERI14 | Wenn ich an all die erbrachten Leistungen und Anstrengungen denke, halte ich die erfahrene Anerkennung für angemessen. | ☐ | ☐ | ☐ | ☐ |
| ERI15 | Wenn ich an all die erbrachten Leistungen und Anstrengungen denke, halte ich meine persönlichen Chancen des beruflichen Fortkommens für angemessen. | ☐ | ☐ | ☐ | ☐ |
| ERI16 | Wenn ich an all die erbrachten Leistungen denke, halte ich mein Gehalt / meinen Lohn für angemessen. | ☐ | ☐ | ☐ | ☐ |

Quelle: www.uniklinik-düsseldorf.de

# Anlage 2: Fragebogen zur Erfassung der beruflichen Verausgabungsneigung

ERI-OC 6 Items. Version 22.11.2012 © J. Siegrist, University of Duesseldorf

Die nachfolgenden Fragen beziehen sich auf Ihren derzeitigen Beruf. Bitte geben Sie für jede der Fragen an, ob Sie voll zustimmen, zustimmen, nicht zustimmen oder gar nicht zustimmen.

| | | stimme gar nicht zu | stimme nicht zu | stimme zu | stimme voll zu |
|---|---|---|---|---|---|
| OC1 | Beim Arbeiten komme ich leicht in Zeitdruck. | □ | □ | □ | □ |
| OC2 | Es passiert mir oft, dass ich schon beim Aufwachen an Arbeitsprobleme denke. | □ | □ | □ | □ |
| OC3 | Wenn ich nach Hause komme, fällt mir das Abschalten von der Arbeit sehr leicht. | □ | □ | □ | □ |
| OC4 | Diejenigen, die mir am nächsten stehen sagen, ich opfere mich zu sehr für meinen Beruf auf. | □ | □ | □ | □ |
| OC5 | Die Arbeit lässt mich selten los, das geht mir abends noch im Kopf rum. | □ | □ | □ | □ |
| OC6 | Wenn ich etwas verschiebe, was ich eigentlich heute tun müsste, kann ich nachts nicht schlafen. | □ | □ | □ | □ |

Quelle: www.uniklinik-düsseldorf.de